GRAND ÉTABLISSEMENT THERMAL D'ENGHIEN

DE

L'INHALATION SULFUREUSE

ET DE LA PULVÉRISATION

DANS LE TRAITEMENT

DES MALADIES DES VOIES RESPIRATOIRES

(BRONCHITE, PHARYNGITE, LARYNGITE CHRONIQUES)

PAR

Le Docteur C. DE PUISAYE,

Inspecteur des eaux d'Enghien,
Vice-président de la Société d'hydrologie médicale de Paris,
Lauréat de l'Académie impériale de médecine, Membre de la Société anatomique,
Chevalier de la Légion d'honneur.

DEUXIÈME ÉDITION

PARIS

GERMER BAILLIÈRE, LIBRAIRE-ÉDITEUR

17, RUE DE L'ÉCOLE-DE-MÉDECINE

1867

Extrait des ANNALES DE LA SOCIÉTÉ D'HYDROLOGIE MÉDICALE DE PARIS.
Tome XI.

Paris. — Imprimerie de E. MARTINET, rue Mignon, 2.

DE
L'INHALATION SULFUREUSE

ET DE LA PULVÉRISATION

DANS LE TRAITEMENT DES MALADIES DES VOIES RESPIRATOIRES

Pour qu'une médication nouvelle prenne rang dans la thérapeutique, il ne suffit pas des efforts persévérants de son auteur à la populariser, il faut encore qu'elle reçoive son droit définitif de domicile du temps et de l'expérience ; aucune de ces conditions n'aura manqué à la pulvérisation. Notre confrère M. Sales-Girons, s'il n'est pas l'inventeur de la pulvérisation, en a du moins conquis tous les titres : aussi lui porte-t-il une affection toute paternelle ; il en est le plus zélé défenseur comme le plus habile propagateur, et son nom restera attaché à cette médication nouvelle.

C'est dans la Société d'hydrologie que la pulvérisation s'est produite pour la première fois, et, à chacune de nos sessions, nous sommes témoins des efforts de notre infatigable collègue pour arriver au perfectionnement des appareils, cherchant ainsi à neutraliser ou à utiliser par son esprit inventif les objections faites aux premiers instruments de pulvérisation.

Mais ce serait sortir du cadre que je me suis tracé, que de m'étendre sur les divers appareils qui ont été imaginés ou modifiés par notre collègue dans le but d'arriver à une pulvérisation plus complète des liquides ; je ne veux traiter la question qu'au point de vue des effets physiologiques et des résultats qu'on en obtient dans le traitement des maladies des voies respiratoires.

Vous vous rappelez sans doute que, lorsque notre honorable collègue nous entretenait de ses premiers essais, il faisait appel à ceux de ses confrères des eaux minérales qui avaient à leur disposition des appareils de pulvérisation, et les engageait à faire connaître les résultats qu'ils avaient obtenus.

M. Sales-Girons était certainement mieux placé que personne pour nous édifier à cet égard ; mais craignant sans doute que le grand amour qu'il portait à son œuvre ne lui fît voir les faits par une espèce de mirage, il nous conviait à parler les premiers. Cette réserve nous donnait la mesure de la confiance que la pulvérisation inspirait à son auteur, et, pour ma part, si je suis resté sourd à cette invitation, c'est qu'il fallait, avant de me prononcer, que j'eusse à ma disposition des faits plus nombreux, et qu'il me fût possible d'employer la pulvérisation sur une plus grande échelle, car ce n'est pas sur des faits isolés que l'on peut asseoir des conclusions rigoureuses.

Aujourd'hui je crois être en mesure de répondre à l'appel de notre collègue, et je puis vous dire par avance que sa confiance dans la pulvérisation n'a pas été trompée.

Depuis quatre ans il m'a été donné d'étudier dans diverses maladies de l'appareil respiratoire les effets de la pulvérisation, et, à mesure que les faits devenaient plus nombreux, il m'était plus facile de séparer ce qui appartenait à l'action thérapeutique de la pulvérisation de ce qui incombait aux autres modes de traitement.

Dans les deux premières années, l'établissement d'Enghien ne possédait qu'une salle de pulvérisation provisoire; la construction, l'installation et l'orientation étaient défectueuses, les moyens de pulvérisation très-incomplets. Tout a été changé depuis la création du nouvel établissement thermal, qui a maintenant quatre années d'existence, et dans lequel ont été réunis les procédés de balnéation les plus complets et les appareils de douches les plus variés.

Description de l'établissement thermal. — Permettez-moi, puisque l'occasion se présente, de vous dire un mot de cette installation, qui mérite à tous égards d'être signalée.

L'établissement d'Enghien a été construit d'après les plans de MM. Bouillon et Müller, nous-même avons été consulté sur l'aménagement et l'installation des appareils. La Société des eaux d'Enghien a tenu à honneur de ne rien négliger pour installer près de Paris un établissement que l'on peut à bon droit considérer, eu égard à ses ressources, comme un modèle du genre.

L'établissement n'a pas été reconstruit tout à fait sur l'emplacement de l'ancien; on en a seulement conservé la tour qui renfermait la machine à vapeur et les cuves; autour d'elle on a groupé les bâtiments nouveaux. Il a la forme d'un parallélogramme rectangle dont les deux grands côtés sont occupés : le rez-de-chaussée par les douches, le premier étage par les cabinets de bains. Ces deux côtés laissent entre eux un grand intervalle relié par une galerie vitrée de 28 mètres de long sur 14 de large, servant de salle d'attente et de promenoir aux baigneurs. Les deux petits côtés de ce rectangle sont également composés d'un rez-de-chaussée et d'un étage destinés, l'un aux cabinets de grande douche et à la salle d'inhalation, l'autre au service hydrothérapique et aux cabinets pour douches locales.

L'établissement possède cent baignoires environ, la plupart de fonte émaillée, les autres provenant de l'ancien matériel ; elles sont toutes à trois robinets, l'un d'eau froide sulfureuse, l'autre d'eau ordinaire froide, le troisième d'eau ordinaire chaude, de manière à pouvoir graduer à volonté la sulfuration. Inutile de rappeler que l'eau sulfureuse n'est plus chauffée directement comme par le passé, et qu'elle est simplement mélangée dans la baignoire avec de l'eau ordinaire à la température de 80 degrés centigrades ; il faut environ un tiers d'eau à cette température pour amener le bain à 34 degrés centigrades, température moyenne. Ainsi plus la chaleur du bain est inférieure à 34 degrés, plus la sulfuration en est grande ; du reste, il est facile d'avoir une sulfuration plus forte tout en maintenant cette température, en se servant de baignoires à double fond qui sont chauffées à l'aide d'un serpentin de vapeur. Ce mode de caléfaction, le meilleur sans contredit et aussi le plus coûteux, conserve à l'eau sulfureuse à peu près toute sa sulfuration. L'établissement possède douze baignoires de ce genre qui, dans certains cas donnés, nous sont d'un grand secours. Je dois dire cependant que le bain préparé avec un tiers d'eau ordinaire à 80 degrés présente une sulfuration suffisante, puisqu'il marque encore 9 divisions au sulfhydromètre ; par le chauffage à la vapeur, il indique de 16 à 17 divisions, sulfuration considérable qui ne pourrait être d'un usage journalier pour la plupart de nos malades.

Les cabinets de douches sont munis de deux appareils : l'un de grande douche et à forte pression ; l'autre de petite douche, destiné aux douches locales, le malade étant plongé dans le bain; enfin, des cabinets spéciaux sont affectés aux malades qui ne font exclusivement usage que de la douche.

Tous les cabinets sont précédés d'un vestiaire servant également de cabinet de toilette, donnant tous sur la galerie vitrée; disposition qui a l'avantage d'offrir aux malades une salle d'inhalation naturelle où l'atmosphère sulfurée se renouvelle incessamment : aussi, dans la belle saison, cette galerie, très-confortablement aménagée, sert-elle de salon de conversation où les baigneurs viennent passer une partie de la journée.

Indépendamment de cette installation balnéaire sulfureuse qui laisse peu de choses à désirer, et que l'on s'applique à améliorer chaque année, on trouve encore dans le grand établissement d'Enghien des appareils spéciaux pour bains de vapeur complets, bains russes, et caisses pour bains d'air chaud et fumigations de toutes sortes.

J'ajouterai enfin que le service hydrothérapique est muni de tous les appareils les plus récents et les plus perfectionnés et qu'il est aussi complet que possible.

Toutes ces innovations trouveraient peu leur raison d'être dans un établissement exclusivement destiné à l'usage des eaux minérales, si la Société des eaux d'Enghien n'eût pensé que le voisinage de Paris et les facilités de communication ne lui en eussent imposé l'obligation.

Si je fais connaître ces détails, c'est pour montrer le soin qui a été apporté dans l'aménagement du nouvel établissement; j'arrive maintenant à la description de la salle de pulvérisation. Comme je l'ai dit, elle est située au premier étage; elle occupe un espace de 5ᵐ,45 de large sur 7ᵐ,90 de long et 3ᵐ,60 de hauteur; elle est orientée au sud-est et éclairée par une grande baie vitrée sur la galerie dont j'ai parlé. Cette exposition, peut-être un peu chaude dans les grandes chaleurs de l'été, est excellente au printemps et à l'automne. Du reste, il existe au plafond quatre ventilateurs destinés à rafraîchir l'atmosphère de la salle; pour les temps froids, on y a installé un calorifère de grande dimension et de forme cylindrique, mais ce mode de chauffage a l'inconvénient de condenser par sa chaleur rayonnante le brouillard imprégné dans les couches d'air qui l'entourent, et de détruire par conséquent l'atmosphère brumeuse que la pulvérisation engendre. Il a donc fallu renoncer à ce mode de chauffage, et quand il est nécessaire, on se borne à faire passer l'eau sulfureuse à travers un bain-marie; mais cela ne se fait pas sans diminuer la sulfuration, aussi ce moyen n'est-il employé qu'autant que le thermomètre descend à un degré trop bas. Au centre de la salle se trouve une grande table en forme de cuvette ovale-allongée, de 70 centimètres de large sur 4 mètres de long, autour de laquelle les malades sont assis, et au milieu s'élèvent cinq grands appareils de pulvérisation; autour de la muraille qui regarde la galerie on a disposé dix petits instruments de formes diverses pour douches buccales et pharyngiennes.

Lors de la première organisation de la salle de pulvérisation dans l'ancien établissement, tous ces appareils étaient alimentés par une pompe aspirante et foulante qu'un homme faisait mouvoir; il fallait ensuite transporter l'eau dans des tonneaux appropriés, et quoique ce transport se fît avec toutes les précautions possibles, il en résultait une grande déperdition du principe sulfuré.

Il n'en est plus ainsi aujourd'hui, par suite des améliorations qui ont été apportées. L'eau servant à la pulvérisation arrive directement du réservoir sans avoir subi d'altération ; le moteur à bras a été remplacé par une machine à vapeur de la force de trois hommes, et la pompe à simple effet par une autre à double effet.

Ces améliorations ont eu pour résultat de rendre la pulvérisation plus continue, d'éviter les intermittences qui existaient alors que l'on se servait de la pompe à bras et à simple effet ; elles ont encore l'avantage, en raison de la pression uniforme et constante, de donner une pulvérisation plus parfaite.

Lorsqu'on entre dans la salle, on est plongé dans une atmosphère que l'on ne peut mieux comparer qu'à un brouillard épais tel, qu'il est impossible de distinguer le visage de chacun.

Vous savez, par le travail que nous a lu notre très-honorable et très-regretté collègue M. Reveil, combien les eaux sulfureuses en général perdent par la pulvérisation ; il était important de se rendre compte de la quantité approximative d'hydrogène sulfuré de l'atmosphère de la salle d'inhalation. Nous avons donc examiné le 12 mai 1864, concurremment avec M. Reveil (1), l'eau pulvérisée qui découlait des appareils, et que l'on pourrait appeler eau de condensation de la pulvérisation. Cette eau indiquait au réservoir 37°,6 du sulfuromètre pour un litre d'eau titre brut, et elle était fournie par les sources de la Pêcherie et du Lac.

En sortant des appareils de pulvérisation, elle ne mar-

---

(1) O. Reveil, *Analyse des sources d'Enghien* (*Annales de la Société d'hydrologie*, p. 50).

quait plus que 7°,6; en sortant des petits appareils à douches pharyngiennes, elle indiquait 17°,8. Ici la perte est beaucoup moindre, parce que l'eau est moins fragmentée.

Cette expérience nous montre que, malgré l'énorme perte de sulfuration qu'entraîne la pulvérisation, l'atmosphère est encore suffisamment chargée de principe sulfuré. Les malades sont soumis dans cette salle à deux actions distinctes, l'une résultant de la pulvérisation proprement dite, l'autre étant une véritable inhalation gazeuse; ils sont donc plongés dans un milieu sulfuré assez énergique pour que l'on puisse en apprécier les effets tant physiologiques que thérapeutiques. C'est ce que je vais examiner.

Effets physiologiques. — Aussitôt qu'un malade entre pour la première fois dans la salle de pulvérisation, il est tout d'abord pour ainsi dire suffoqué, non pas tant par l'odeur sulfurée que par la densité de l'air qu'il y respire; il faut quelques instants pour que les voies pulmonaires s'habituent au contact de cet air humide et sulfuré. Aussi conseillons-nous de ne faire que de petites inspirations et de ne dilater que graduellement la poitrine; ce n'est qu'au bout de quelques instants qu'il peut y respirer à pleins poumons, et cette impression d'air humide sur les voies pulmonaires est très-favorable dans certaines maladies.

Il est à remarquer que contrairement à ce qui s'observe relativement à l'administration des eaux prises à l'intérieur, la pulvérisation, au lieu de faire sentir tout d'abord son action sur l'économie en général et de lui imprimer une vitalité plus grande, porte surtout son action excitatrice sur les organes qui sont le plus immédiatement en contact avec elle, et cet effet persiste à de très-rares exceptions près. Ainsi, dans les diverses affections de la muqueuse des voies aériennes, qu'elles dépendent d'un défaut ou d'une exagération de sécrétion, on voit survenir plus promptement que par la méthode ordinaire des phénomènes qui ne se produisent le plus souvent qu'après un certain nombre de jours; il suffit quelquefois d'une séance de pulvérisation pour ramener chez quelques personnes la maladie à l'état subaigu, état par lequel elle passe le plus ordinairement pour arriver sinon à guérir, du moins à être modifiée. Le mode d'action de la pulvérisation est donc d'être essentiellement locale, c'est une différence qu'il m'a paru utile d'indiquer. Je ne m'étendrai pas davantage sur ce point, que je me réserve d'ailleurs, lorsque je parlerai de l'influence de la pulvérisation dans les diverses affections, de passer en revue.

Indépendamment de cette stimulation toute locale, il est d'autres effets qu'il est important de signaler. L'atmosphère d'eau pulvérisée a une action sédative sur la circulation ; elle ralentit les battements du cœur à tel point, que chez certains individus j'ai constaté un état de syncope qui eût été complète si la séance se fût prolongée davantage. Il faut donc avoir grand soin de se rendre compte de l'état du cœur avant de conseiller le séjour dans la salle de pulvérisation; ce n'est pas qu'il faille absolument proscrire ce moyen, même en cas d'affection du cœur, mais il est de toute nécessité d'en surveiller l'emploi. Et à ce propos, je rappellerai que dans la saison de 1865, j'ai dû interdire à un malade l'usage de l'atmosphère pulvérisée, qui déterminait chez lui une sédation telle des mouvements du cœur, que son pouls, qui, avant son entrée dans la salle, indiquait 72 à 76 pulsations à la minute, ne battait plus en sortant que 50 à 54. Il est vrai que ce malade, très-replet, était atteint d'une bronchite asthmatique compliquée d'un état graisseux du cœur.

Notre honorable confrère, M. le docteur Collin, dans le travail (1) dont il nous a donné lecture sur la salle d'inhalation des eaux de Saint-Honoré, a parfaitement analysé les phénomènes qui se produisent; il a divisé en plusieurs périodes les divers effets qu'il a observés. Il nomme *période de sédation* cette action sédative, initiale, passagère, qui se renouvelle à chaque séance ; à cette période succède le retour à l'état normal de la circulation ; et enfin, après un séjour de trente à quarante minutes, arrive la période de stimulation.

Quoique je n'aie pas constaté d'une manière aussi régulière les trois périodes indiquées par notre confrère, je serais cependant tenté d'admettre pour certains cas cette division, qui me paraît analyser d'une manière exacte les diverses phases par lesquelles certains malades passent lorsqu'ils sont plongés dans l'atmosphère d'eau pulvérisée. La plupart des malades que j'ai interrogés me disaient éprouver tout d'abord un sentiment de bien-être tel qu'il était souvent difficile de les empêcher d'outre-passer l'ordonnance ; mais plus d'une fois, en raison même de la stimulation produite, j'ai dû conseiller de ne pas prolonger les séances outre mesure, et laisser entre elles un intervalle suffisant.

Ainsi l'atmosphère pulvérisée me paraît avoir non-seulement une influence sédative sur la circulation générale, mais encore une action hyposthénisante tantôt éphémère, tantôt plus ou moins durable, suivant la nature de la

---

(1) Collin, *Inhalation sulfureuse de Saint-Honoré* (*Annales de la Société d'hydrologie*, p. 293).

maladie sur certains phénomènes locaux résultant, soit d'une excitation capillaire locale, soit d'une perversion de l'influx nerveux.

Un autre phénomène que j'ai observé plusieurs fois, c'est une céphalalgie indépendante de toute modification dans la circulation ; céphalalgie particulière occupant exclusivement les deux régions temporales, s'accompagnant quelquefois d'anorexie. J'attribue cet état de choses à l'influence toxique de l'hydrogène sulfuré. Deux fois j'ai observé ces phénomènes d'intoxication d'une manière très-prononcée. Ainsi les malades se sont trouvés mal dans la salle ; il a fallu les transporter au grand air, les frictionner, leur faire respirer un peu d'ammoniaque. Ces effets se sont reproduits en diminuant d'intensité chaque fois que le traitement était repris ; il faut donc tenir compte de cet accident qui peut se renouveler chez les personnes très-impressionnables à l'action de l'acide sulfhydrique.

Enfin, j'ai noté chez plusieurs malades un très-grand nombre de névralgies de la cinquième paire affectant plus ou moins toutes les branches, ou se bornant à une seule : ainsi l'œil, la langue, l'oreille, les dents, ont été simultanément ou isolément atteints. J'ai attribué ces névralgies au milieu comparativement frais dans lequel se trouvent les malades dans la salle d'inhalation ; ce phénomène s'observait aussi bien chez ceux qui faisaient exclusivement usage de l'atmosphère pulvérisée que chez ceux qui n'employaient que la douche pharyngienne.

Cet abaissement de température est dans bien des circonstances un des inconvénients de la pulvérisation, et il en est pour ainsi dire inséparable. Car, plus la pression est grande, plus la pulvérisation est complète, et plus aussi les particules d'eau qui sortent des pulvérisateurs tendent à se mettre en équilibre avec le milieu ambiant. La caléfaction de l'eau au bain-marie ne remédie que très-imparfaitement à cet inconvénient ; aussi est-ce surtout sur l'atmosphère ambiante qu'il faut porter toute son attention, afin d'éviter une réfrigération trop prompte. Si dans certaines circonstances cet abaissement de température est mal supporté ou est nuisible à certains malades, il en est d'autres qui ne s'en préoccupent nullement, et qui se trouvent au contraire très-bien de cette atmosphère humide et fraîche.

Tels sont les phénomènes que j'ai observés en dehors de l'influence locale de la pulvérisation ; voyons maintenant les effets qui en résultent au point de vue pathologique et thérapeutique.

J'ai déjà dit que la première sensation qu'éprouve le malade dans la salle d'inhalation est le plus souvent un sentiment de bien-être ; dans certaines maladies, cette sensation est à peu près constante dès le début du traitement. Mais après quelques séances, et surtout lorsque celles-ci sont trop rapprochées ou de trop longue durée, on ne tarde pas à observer une excitation de toute la muqueuse des voies aériennes. J'ai noté plusieurs fois ce fait, qui, du reste, est commun aussi bien à la pulvérisation qu'aux autres modes d'administration des eaux : c'est la réapparition de la maladie à l'état subaigu. Ainsi les individus qui, dans un état de santé à peu près parfaite, suivent un traitement préventif, voient se réveiller chez eux leur ancienne maladie, et passer graduellement par un état légèrement aigu, pour arriver ensuite, soit à guérison, soit à une simple amélioration : c'est la toux, depuis longtemps apaisée, qui reparaît ; c'est l'expectoration, réduite à néant, qui revient modifiée, soit dans sa quantité, soit dans sa qualité.

Ces conditions souffrent sans doute des exceptions, mais c'est ce qui arrive le plus généralement, à part quelques différences dans les détails suivant la nature de la maladie.

Applications thérapeutiques. — J'ai étudié l'influence de la pulvérisation :

1° Dans la tuberculisation ;
2° Dans la bronchite ;
3° Dans l'asthme ;
4° Dans les diverses espèces de pharyngite ou de pharyngo-laryngite ;
5° Enfin dans l'amygdalite chronique.

Permettez-moi d'examiner rapidement l'influence de l'atmosphère pulvérisée dans ces différentes maladies ; je m'étendrai plus particulièrement sur la pharyngite, maladie extrêmement commune depuis quelques années et que j'observe à Enghien sur une grande échelle.

Dans le travail (1) que j'ai présenté à la Société dans la session de 1857 sur le traitement de la phthisie par les eaux sulfureuses, j'insistais sur ce point que les eaux d'Enghien me paraissaient mieux appropriées à l'état que l'on est convenu, dans le langage médical, d'appeler la seconde période, et qu'elles avaient d'autant plus d'énergie, que la phthisie se trouvait greffée sur un tempérament soit scrofuleux, soit lymphatique. Ce que je disais à cette époque, je le répéterais aujourd'hui avec autant de conviction ; cependant, en raison de l'action sédative de l'atmosphère pulvérisée sur la circulation, j'hésiterais moins que par le passé à conseiller dans le premier degré de la tuberculisa-

(1) *Annales de la Société d'hydrologie*, t. IV, p. 113.

tion l'usage de la salle d'inhalation. J'ai vu en effet des hémoptoïques supporter ce mode de traitement sans que l'hémorrhagie pulmonaire soit augmentée; tantôt elle persiste avec le même caractère; tantôt elle cesse, ou bien elle est réduite à des conditions tellement minimes, que le traitement peut être continué sans inconvénient. Je possède à cet égard plusieurs observations de malades dont le traitement a consisté uniquement dans un séjour de quinze ou vingt minutes dans la salle de pulvérisation, et chez lesquels j'ai vu l'hémoptysie diminuer graduellement, puis insensiblement disparaître. J'avoue qu'autrefois, en présence de ce symptôme toujours redoutable, et d'après ce que je savais de l'action des eaux sulfureuses prises à l'intérieur dans les cas d'hémoptysie, je me serais bien gardé de conseiller leur usage.

Sous ce rapport donc, la pulvérisation est venue ajouter aux moyens dont disposait déjà la thérapeutique thermale une arme nouvelle contre ces tuberculisations à forme hémorrhagique qui souvent ne s'annoncent que par ce symptôme et qui peut durer ainsi pendant plusieurs années. Ainsi j'ai vu l'année dernière, avec M. le professeur Trousseau, une jeune femme qui, depuis cinq ans, est sujette à des accidents hémoptyiques presque continuels, et chez laquelle je n'avais pas osé autrefois employer les eaux sulfureuses; j'avoue que si pareille circonstance se représentait, eu égard à certaines considérations individuelles, j'userais de moins de prudence.

Cependant il faut encore distinguer, et je rappellerai à cette occasion les indications que je posais relativement à l'usage des eaux sulfureuses dans les diverses formes de la tuberculisation. Je disais que les individus à tempérament sanguin se trouvaient généralement mal des eaux sulfureuses, et aujourd'hui encore je ne conseillerais leur usage sous forme d'inhalation qu'autant que la tuberculisation se trouverait greffée sur un tempérament scrofuleux ou lymphatique.

A part cette action salutaire de la pulvérisation sur la circulation, il n'y a rien de changé quant à l'influence de l'atmosphère pulvérisée sur les autres manifestations pathologiques. Ainsi la toux est bien un peu calmée après un court séjour dans la salle de pulvérisation, puis elle reprend avec plus d'intensité. Cette augmentation de la toux, qui n'a lieu le plus ordinairement qu'après quelques jours, lorsque le malade fait seulement usage des eaux en boisson, se produit pour ainsi dire subitement par le fait de l'inhalation. Pendant la saison de 1865, chez une jeune personne qui m'avait été adressée par mon honorable confrère le docteur Arnal, et qui présentait des craquements secs dans les deux sommets des poumons, j'ai tenté d'employer l'atmosphère d'eau pulvérisée ; et quoique cette jeune fille n'y fût soumise que pendant dix à quinze minutes, il se manifesta une irritation tellement vive du larynx, que bientôt il y eut aphonie complète, et la toux devint si intense, que je fus forcé de suspendre le traitement au bout de peu de jours, dans la crainte de produire sur l'économie une réaction trop vive.

Ainsi, au premier degré de la tuberculisation, la toux, loin d'être apaisée sous l'influence de l'inhalation sulfureuse, est au contraire augmentée, et l'on ne peut à l'aide de ce nouveau moyen graduer la stimulation qu'il est nécessaire de produire comme il est facile de le faire avec l'eau sulfureuse prise à l'intérieur, dont on peut modérer les doses à volonté, et qui offre le précieux avantage d'agir tout d'abord sur l'état général et d'habituer peu à peu l'or-

C. DE PUISAYE.

ganisme à son action. C'est là, selon moi, un des inconvénients de cette thérapeutique nouvelle chez les individus atteints de cette phthisie à forme éréthique dont nous parlait naguère notre regretté confrère M. Patissier.

Je raisonne ici, et on le comprend bien, dans le cas le plus général; il y a sans doute des exceptions, car rien n'est absolu en médecine, et il faut savoir tenir compte, surtout en thérapeutique, de la forme de la maladie et des individualités morbides. Ainsi, il est à la connaissance de mon excellent ami et collègue M. Bourdon que deux malades, dont le diagnostic avait été vérifié par lui, ont éprouvé les meilleurs effets de la pulvérisation, et chez l'un d'entre eux nous avons pu tous deux nous assurer des heureux résultats de la médication la saison suivante.

Dans la phthisie de nature scrofuleuse à marche lente, et lorsqu'elle a franchi le premier degré, la pulvérisation présente des effets analogues à ceux produits par les anciens modes d'administration des eaux; l'influence de l'atmosphère pulvérisée s'exerce surtout localement, et par cela même on n'observe pas aussi promptement cette activité vitale qu'imprime à tous les organes de l'économie la médication sulfureuse, qui les met en mesure de réagir contre l'élément destructeur de la diathèse.

Je ne m'arrêterai pas davantage sur ce point, j'ai voulu seulement établir par mes observations qu'au premier degré de la tuberculisation, la pulvérisation, à part son influence sédative sur la circulation générale, en avait peu sur les autres manifestations de la phthisie, et que par la stimulation qu'elle déterminait sur les voies pulmonaires, elle me paraissait ne devoir être employée qu'avec grand ménagement.

L'inhalation sulfureuse, selon moi, ne saurait être

conseillée avec quelque avantage au premier degré de la phthisie que dans cette forme hémorrhagique dont j'ai parlé, et, au second degré, lorsque la maladie, lente dans sa marche, présente le caractère torpide et qu'elle est greffée sur un tempérament soit lymphatique, soit scrofuleux.

Quelle que soit l'influence de la pulvérisation dans ce dernier cas, elle ne pourra constituer à elle seule le traitement thermal de la tuberculisation; mais dans des conditions déterminées elle deviendra un précieux adjuvant des autres modes de traitement.

Il en est autrement dans les affections purement catarrhales; ici on retrouve sinon l'action spécifique, au moins l'influence spéciale de la médication sulfureuse dans ce genre de maladies. L'atmosphère pulvérisée est un topique qui modifie promptement la vitalité de la muqueuse et les produits de sécrétion. Je n'entends parler ici que des bronchites, laryngites, ou pharyngites d'essences purement catarrhales; quant à celles qui sont liées à une diathèse herpétique rhumatismale ou goutteuse, il faut des moyens plus énergiques pour les combattre, car, tout en modifiant l'état local, on ne remédierait pas à la cause.

Je ne rappellerai pas ici les modifications que la médication sulfureuse imprime à la toux et à l'expectoration; elles sont les mêmes que celles que j'ai indiquées dans mon travail sur les eaux d'Enghien (1).

Cependant, à l'inverse de ce que j'ai constaté dans la tuberculisation, il y a dans certaines bronchites à forme sèche un effet sédatif très-marqué et persistant sur l'intensité de la toux, en même temps qu'il y a rappel de la

---

(1) *Des Eaux d'Enghien*, par le Dr de Puisaye.

sécrétion muqueuse. Cette réapparition de la sécrétion entraîne l'apaisement de cette toux convulsive analogue à celle de la coqueluche, et qui n'en diffère que par la durée des quintes et l'absence de l'inspiration sonore.

Ces faits, que j'ai eu l'occasion de vérifier maintes fois, m'ont engagé à expérimenter l'inhalation sulfureuse dans la coqueluche et dans l'asthme, et je n'ai eu qu'à m'en applaudir. Pour la coqueluche, cependant, mes observations sont encore trop peu nombreuses pour ériger la pulvérisation comme méthode de traitement, et pour être en état d'en déterminer les indications ; je dirai cependant que presque toujours j'ai vu les quintes diminuer de durée et d'intensité. Quant à l'asthme, l'atmosphère pulvérisée, en même temps qu'elle détermine une sédation à peu près complète de la dyspnée, rappelle également l'expectoration. Je possède un grand nombre d'observations se rapportant, soit à la bronchite, soit à l'asthme, dans lesquelles j'ai constaté combien les malades se trouvaient soulagés après un séjour de vingt-cinq à trente minutes dans la salle de pulvérisation. Je ne veux pas dire que ce soit là le seul traitement à instituer contre l'asthme, je sais qu'il faut tenir compte de la cause qui tantôt est une influence herpétique, rhumatismale ou goutteuse ; je veux simplement constater ce fait de la disparition presque instantanée de la dyspnée, qui se reproduit, mais toujours en se modifiant, quelques heures après que le malade n'est plus soumis à l'influence de la pulvérisation. Je connais des asthmatiques qui, depuis plusieurs années, viennent aux eaux d'Enghien et qui ont vu leur maladie s'atténuer beaucoup par le fait du traitement thermal diversement employé. Il ressort de mes observations que l'inhalation sulfureuse devra désormais faire partie du traitement thermal de l'asthme, surtout lorsque celui-ci sera compliqué d'un état catarrhal.

Pour compléter la série de mes observations relatives à l'emploi de la pulvérisation, il me reste à parler de la pharyngite et de la pharyngo-laryngite. Loin de moi l'intention de reprendre ici l'histoire des diverses espèces de pharyngites, et surtout de l'angine glanduleuse, que mon savant confrère et ami M. le docteur Gueneau de Mussy a traitée d'une façon si magistrale et avec le talent d'observation qui lui est habituel. Si je m'étends davantage sur ce point, c'est que cette maladie s'est présentée à moi si souvent (je possède des notes sur deux cent vingt-trois malades), qu'il m'a paru utile d'insister sur une coïncidence qui s'est souvent reproduite, en même temps que sur certains symptômes de la pharyngite pouvant entraîner une erreur de diagnostic.

Les diverses affections du pharynx que j'ai eu à traiter peuvent être classées de la manière suivante :

1° Les pharyngites de nature essentiellement catarrhale, offrant une augmentation ou une diminution de la sécrétion normale avec altération du produit de cette sécrétion.

2° Les pharyngites de nature herpétique, coïncidant plus souvent avec les affections sèches qu'avec les affections humides de la peau.

3° Les pharyngites de nature spécifique dues à l'infection syphilitique, présentant, indépendamment des symptômes propres à ce virus, des manifestations se rapportant soit à l'état catarrhal, soit à l'herpétisme, suivant la disposition individuelle.

4° Enfin, la pharyngite que j'appellerai de nature rhumatismale, car je l'ai vue nombre de fois coïncider avec un état rhumatismal bien défini. Ces diverses formes de la pharyngite, tout en ayant des caractères pathologiques et des symptômes communs, ont cependant entre elles des différences qui leur sont propres.

Il n'est pas superflu, à ce sujet, de rappeler la disposition anatomique de l'appareil sécréteur du pharynx, les altérations pathologiques qui se rencontrent dans la pharyngite, et je ne puis mieux faire que de rapporter ici le passage suivant dû aux recherches de M. Sappey, et que j'emprunte à l'ouvrage de M. Gueneau de Mussy (1) :

« Ce ne sont pas des follicules, comme on le croit géné-
» ralement, dit M. Sappey, mais des glandules en forme
» de grappes qui constituent l'appareil sécréteur des mem-
» branes muqueuses des voies digestives et aériennes. Il
» n'y a d'exception que pour les parties latérales et posté-
» rieures de la langue. Là on rencontre des follicules assez
» volumineux dont les orifices sont visibles à l'œil nu, et
» dont les parois sont constituées par deux membranes
» renfermant dans leur intervalle une couche de vésicules
» closes. Encore au fond de ces follicules viennent s'ouvrir
» des conduits excréteurs de glandes en grappe situées
» au-dessous d'eux, de telle sorte qu'ils semblent ne former
» qu'un renflement de ces conduits. Sur la partie posté-
» rieur de la voûte palatine et sur toute la face inférieure
» du voile du palais, les glandules en grappe forment
» plusieurs couches continues. Au niveau de ces petites
» dépressions décrites par Albinus, et qui, lorsqu'elles
» existent, se trouvent dans le voisinage de l'articulation
» palato-maxillaire, ces glandes, au lieu d'être confluentes,
» deviennent disséminées et ne tardent pas à disparaître.
» Elles se montrent en grand nombre dans cet appendice
» du pharynx qui est situé entre l'atlas et l'axis en arrière,

(1) Noël Gueneau de Mussy, *De l'angine glandulaire*, p. 13.

» l'apophyse basilaire en haut, la face supérieure du voile
» du palais inférieurement, l'ouverture postérieure des
» fosses nasales en avant, région qui a été décrite par
» M. Sappey sous le nom d'arrière-cavité des fosses nasales.
» A la partie supérieure du pharynx proprement dite, elles
» sont extrêmement nombreuses, se groupent en agglo-
» mération considérable au dehors et autour des trompes
» d'Eustachi; plus bas, elles s'éparpillent et deviennent
» plus rares à mesure qu'on se rapproche de l'œsophage.
» A l'épiglotte, elles sont logées dans les petits trous que
» présente le fibro-cartilage épiglottique; sur la face pos-
» térieure du cartilage cricoïde, elles forment un agrégat
» assez volumineux; au devant des aryténoïdes, elles se
» réunissent pour constituer les glandes de ce nom en
» deux cordons courbés, à angle droit, représentant des
» espèces d'L. D'après les recherches du docteur Sappey,
» cet appareil glanduleux se trouve très-développé sous
» la membrane muqueuse qui tapisse les ventricules. »

Il était nécessaire de rappeler cette disposition anatomique de l'appareil sécréteur du pharynx pour se rendre compte des symptômes présentés par les malades. C'est surtout sur cet appareil que portent les manifestations pathologiques. Ainsi, au début de la maladie et suivant la forme qu'elle revêt, il arrive que la sécrétion normale augmente ou diminue de quantité, sans être altérée dans sa qualité. Mais lorsque la pharyngite a déjà une certaine durée, la sécrétion s'altère; c'est d'abord un mucus plus épais, puis muco-purulent souvent avec des stries sanguines : ceci s'observe dans la pharyngite catarrhale.

Ce mucus épaissi est rejeté par des efforts d'expuition sous forme de granules ayant la ressemblance et la consistance de l'amidon cuit ou d'une solution épaisse de gomme, tantôt transparente ou opaque, et suspendue dans un liquide plus ou moins dense ; tantôt la sécrétion normale paraît complétement arrêtée, et, si l'on examine la surface pharyngienne, on la trouve complétement sèche. Cette sécheresse de l'arrière-gorge force le malade à des mouvements fréquents de déglutition qui sont très-pénibles.

Ces diverses altérations dans la sécrétion s'accompagnent de modifications dans l'aspect de la muqueuse. Ainsi, elle semble tuméfiée, épaissie ; le réseau capillaire, plus apparent, offre un aspect variqueux, et par les efforts d'expuition le malade ramène du mucus plus ou moins mélangé de sang qui ne laisse pas que de lui causer quelque inquiétude. D'autres fois la couleur de la muqueuse n'a pas changé, mais çà et là on observe à sa surface de petites élevures de la grosseur d'un grain de millet qui finissent par se réunir et former des espèces de grappes ou de mamelons saillants : ce sont les glandules hypertrophiées.

En raison de la disposition anatomique signalée par M. Sappey, lorsque la maladie envahit toute la cavité de l'arrière-bouche, on retrouve ces glandules avec des dispositions variées non-seulement à la surface du pharynx, mais sur le voile du palais, aux environs de la trompe d'Eustachi, dans les replis muqueux aryténo-épiglottiques, derrière le muscle aryténoïdien, dans l'épaisseur même de l'épiglotte, à l'ouverture supérieure du larynx et jusque dans le larynx lui-même.

Certains individus présentent une simple hypertrophie de la muqueuse avec ou sans dilatation du réseau capillaire ; d'autres offrent cette hypertrophie glanduleuse qu'il ne faudrait pas croire être liée nécessairement à un degré plus avancé de la maladie, qui n'est pas non plus le caractère exclusif d'une affection spéciale, puisqu'on retrouve cette même hypertrophie glandulaire aussi bien dans la pharyngite de nature exclusivement catarrhale que dans la pharyngite liée à une diathèse herpétique. Il faut dire cependant que la forme glanduleuse coïncide le plus souvent avec l'herpétisme, comme l'a avancé M. le professeur Chomel, et après lui M. Gueneau de Mussy.

Mais si l'on observe l'hypertrophie glandulaire dans ces deux formes de la pharyngite, il est infiniment plus rare de la rencontrer dans la pharyngite de nature rhumatismale.

Sur 223 cas de pharyngite, j'ai observé 28 fois la coïncidence d'un état rhumatismal avec l'absence complète de toutes granulations.

Aussi cette absence de granulations, la sécheresse anormale de la muqueuse pharyngienne, la coïncidence d'un état rhumatismal bien établi, m'ont paru des signes propres à établir la forme rhumatismale de la pharyngite.

Toutes ces altérations dont je viens de parler sont pour la plupart sensibles, soit à la vue, soit à l'aide du laryngoscope.

On ne peut nier que la découverte de Czermak (1) n'ait conduit à un diagnostic plus précis des maladies du larynx. Le laryngoscope, maintenant d'un usage habituel dans la pratique thermale, nous a rendu compte d'effets physiologiques dus à des modifications pathologiques de la muqueuse pharyngo-laryngienne dont on présumait bien l'existence, mais qui sont devenues, à l'aide de cet instrument, d'une rare évidence. Et puisque l'occasion se présente de parler du laryngoscope, que l'on peut à bon droit

(1) Czermak, *Du laryngoscope*. Paris, 1860.

comparer au spéculum, et qui doit devenir aussi familier à la généralité des médecins que l'instrument de Récamier, je dirai que j'emploie de préférence, pour éclairer la surface pharyngo-laryngienne, l'héliostat de mon excellent ami et confrère le docteur Cusco, qui a l'avantage, sur les autres procédés d'éclairage, de ne pas altérer la couleur des parties, comme le fait la lumière artificielle. Cela n'empêche pas que les miroirs de M. le docteur Moura-Bourouillou et de M. le docteur Krishaber ne soient aussi d'un très-grand secours alors que la lumière solaire fait défaut. Enfin, comme toutes les inventions tendent à se perfectionner ou à se modifier, je citerai en passant l'instrument construit par M. Mathieu, sur les indications du docteur Labordette (de Lisieux), qui me paraît, dans des mains peu habituées au maniement du laryngoscope, devoir être d'une application plus facile.

Voyons maintenant rapidement les causes qui produisent la pharyngite, et qui, suivant des circonstances individuelles, développent chez les uns une pharyngite catarrhale, chez les autres une pharyngite de nature herpétique ou rhumatismale. Indépendamment des effets résultant de l'impression du froid ou de l'humidité, de la suppression partielle de la transpiration cutanée, il est certaines professions qui, plus que d'autres, prédisposent à cette maladie. Ainsi le docteur Green (de New-York) appelait la pharyngite la maladie des *clergymen*, parce qu'elle atteint de préférence les personnes qui font un usage souvent immodéré de leur voix : tels sont les chanteurs, les avocats, les ecclésiastiques, les instituteurs, les militaires. Chomel (1) cite comme prédisposant à « la pharyngite la forme ogivale de la voûte palatine avec rétré-

(1) Chomel, *Pathologie générale*, p. 134.

cissement de l'arcade dentaire. Chez les personnes, dit-il, qui présentent cette disposition, la lèvre supérieure est entraînée en haut, leurs narines sont généralement étroites; d'où résulte la nécessité de respirer par la bouche et de tenir cette cavité ouverte pendant le sommeil. »

Je ne nie pas que cette disposition n'ait une influence très-grande sur la production de la pharyngite, mais elle ne s'observe qu'à de rares exceptions, et elle ne suffirait pas, à mon sens, pour expliquer le nombre considérable de pharyngites que l'on observe.

En effet, cette maladie attaque tous les âges, et quoique l'homme y soit plus disposé que la femme par la nature de sa profession, on la rencontre aussi très-communément chez de très-jeunes enfants. Cela tient sans doute aux cris qu'ils poussent dans leurs ébats, mais bien plus certainement à ce qu'ils ne savent se débarrasser du mucus qui obstrue les fosses nasales, qui s'y dessèche, et qui les oblige pendant leur sommeil à respirer par la bouche et à absorber toutes les poussières répandues dans l'atmosphère, et qui, à la longue, finissent par irriter la surface pharyngienne. Enfin, il faut signaler encore, comme cause de la pharyngite, l'abus du cigare, dont toute personne désireuse de conserver sa voix devrait totalement s'abstenir.

Il me paraît inutile de rappeler tous les symptômes de la pharyngite si bien décrits par M. Gueneau de Mussy dans sa monographie, cependant j'insisterai sur ceux que l'on rencontre le plus communément dans la pharyngite liée à une disposition rhumatismale.

Toute personne atteinte de pharyngite éprouve des enrouements fréquents souvent intermittents, lorsqu'elle lit à haute voix, qu'elle chante ou bien qu'elle se trouve dans une atmosphère à température élevée. Lorsque la maladie s'est propagée dans le larynx et jusque sur les cordes vocales, la voix est singulièrement modifiée dans son timbre, elle peut même s'éteindre complétement.

Les chanteurs qui, en raison de leur profession, s'étudient plus que les autres, remarquent qu'ils ont une difficulté plus grande à émettre les sons, ils passent plus difficilement d'un registre à un autre, il leur faut plus d'efforts pour produire les mêmes effets. Cela semble résulter de l'altération qu'a subie la muqueuse pharyngolaryngienne dans sa texture, qui ne permet plus au larynx sa mobilité ordinaire ; cette gêne peut bien aussi dépendre d'un spasme des muscles extrinsèques du larynx (sterno-hyoïdien, thyro-hyoïdien et constricteur inférieur du pharynx), car j'ai souvent observé que l'hypertrophie de la muqueuse, la sécheresse ou l'exagération de sécrétion, entraînaient pour le malade des mouvements de déglutition très-fréquents, et, par suite, une douleur réelle au niveau des attaches de la langue et de l'os hyoïde. Cette sensation douloureuse se fait également sentir dans les muscles de la partie postérieure du cou ; les malades la comparent à celle d'un torticolis continuel dont l'intensité les avertit d'une nouvelle exacerbation de leur pharyngite habituelle.

Je dois noter que j'ai vu nombre de fois, à la suite de ces mouvements de déglutition qui obligent le patient à ingurgiter de l'air, survenir une véritable tympanite stomacale accompagnée de constriction du pharynx, de dyspnée, et de troubles dans la circulation cardiaque.

Cette tympanite, que j'ai vue durer plusieurs heures, se dissipait en laissant après elle une fatigue extrême, une dyspepsie flatulente qui ne se terminait qu'au bout de quelques jours.

La toux provenant de la pharyngite est curieuse à étudier ; car, par son invasion brusque, son intensité, sa durée, elle peut faire naître des doutes dans l'esprit du médecin, et inquiéter sérieusement les malades. Et pourtant il n'en est rien : elle survient à la suite de tout effort de voix, de conversation prolongée ; elle est également provoquée par le séjour dans une atmosphère trop échauffée ou viciée, comme l'air des salons, des salles de spectacle, etc.

Elle s'annonce par un chatouillement des plus fatigants dans l'arrière-gorge : il semble qu'il y ait là un corps étranger que les malades comparent à la sensation que leur ferait éprouver la présence d'un cheveu, d'un fil, avec un sentiment de sécheresse extrême dans le pharynx, qui provoque le malade à des mouvements d'expuition brusques et sonores que M. Gueneau de Mussy a désignés sous le nom de *hem*, qui sembleraient un tic, tant ils se renouvellent souvent, et qui ne sont qu'une des expressions symptomatiques de la pharyngite.

Tantôt la toux se déclare subitement au milieu du calme le plus parfait avec la plus grande intensité ; les yeux sont injectés, le visage fortement coloré ; il y a des nausées, des vomissements ; le malade est en proie à une agitation extrême qui n'est calmée que lorsqu'il est parvenu à se débarrasser des matières filantes qui obstruent l'arrière-gorge. Cette toux, sauf l'inspiration sonore, ressemble, à s'y méprendre, à celle des accès de coqueluche et dure souvent aussi longtemps.

L'apparition soudaine de cette toux chez les enfants peut faire penser à la coqueluche, et sa persistance et son intensité chez l'adulte à une tuberculisation commençante ; car, à la suite de ces efforts, il n'est pas rare de voir s'écouler quelques gouttes de sang qui proviennent uniquement de la déchirure des capillaires de la muqueuse.

A part la pharyngite succédant à une affection catarrhale aiguë, la marche de la maladie est lente; elle cause dans les premiers temps si peu de gêne aux malades, qu'ils ne s'en inquiètent pas; ce n'est que lorsque le *hem* devient trop fréquent et impérieux, que ces accès de suffocation arrivent, et qu'ils se décident à demander des conseils.

Ce qui provoque cette insouciance, c'est que les symptômes dont j'ai parlé ne se développent que graduellement; ils offrent même une certaine rémittence, et les malades peuvent fournir une assez longue période sans qu'il y ait aucun changement apparent dans leur santé.

Ainsi la pharyngite dure déjà depuis plusieurs années lorsque nous sommes en mesure de l'observer.

Le pronostic de cette maladie n'est jamais grave en ce sens qu'elle ne fait pas courir le danger de la vie; mais elle a une certaine importance, car elle entrave pour certains individus les devoirs professionnels et les oblige quelquefois à changer de carrière. Il peut en être ainsi pour les chanteurs, les ecclésiastiques qui se livrent à la prédication, les professeurs, les avocats; en un mot, pour toutes les professions dans lesquelles la voix joue le premier rôle.

En raison de la ténacité de la pharyngite, on ne sera pas étonné que l'on ait employé tous les moyens possibles pour la combattre. On a fait successivement appel aux médications émolliente, stimulante, altérante, révulsive et topique, suivant l'idée que chacun se formait de la nature de la maladie. Mais depuis que le mode d'action des eaux minérales est mieux connu, c'est à elles principalement que les médecins ont recours. Les eaux sulfureuses tiennent certainement la première place dans la thérapeutique de la pharyngite, en raison de leur influence sur les trois grandes classes de maladies auxquelles se rattachent les diverses formes de cette maladie ; à elles seules elles suppléent ou remplacent avantageusement les autres médications, qui ne doivent plus être considérées que comme des moyens palliatifs ou adjuvants de la médication principale.

Avant que la pulvérisation entrât comme méthode de traitement dans les établissements thermaux, nous obtenions déjà de très-beaux résultats par l'usage des moyens que nous avions à notre disposition ; mais je dois dire que depuis l'emploi de l'atmosphère d'eau pulvérisée et des douches en poussière, les effets sont plus sensibles et plus immédiats.

La pharyngite catarrhale est certainement celle dont on a le plus facilement raison ; après elle vient la pharyngite sèche coïncidant avec une disposition rhumatismale ; enfin la pharyngite glanduleuse est celle qui résiste le plus aux moyens employés.

Les effets de l'atmosphère pulvérisée sur la muqueuse pharyngo-laryngienne sont analogues à ceux que j'ai indiqués en parlant de la bronchite. J'ajouterai que dans la pharyngite de forme rhumatismale, qui diffère des autres par l'état de sécheresse de l'arrière-gorge, les malades éprouvent à respirer cette atmosphère humide un bien-être extrême. La sécrétion normale suspendue reparaît ; les mouvements fréquents de déglutition, si pénibles, s'exécutent sans que le malade en ait conscience ; la toux fatigante s'atténue et se dissipe entièrement. Il se passe ici le même phénomène que celui que j'ai constaté chez les asthmatiques : chez ceux-ci, en effet, le retour de l'expectoration diminue la dyspnée; chez les autres, la réapparition de la sécrétion muqueuse entraîne la disparition de la toux.

Mais l'atmosphère pulvérisée n'est pas le seul moyen dont nous nous servions pour modifier la muqueuse; nous employons également avec grand succès les douches d'eau pulvérisée qui concourent à un double but, celui de soumettre les malades à une inhalation sulfureuse, et d'exercer en même temps une action topique sur les parties avec lesquelles elles sont le plus immédiatement en contact. Le dernier perfectionnement apporté par M. Sales-Girons dans les petits appareils de pulvérisation, et l'heureuse application que M. de Laurès a faite de la douche fine à simple jet, nous seront certainement d'un grand secours, soit pour remplir la double indication dont je viens de parler, soit pour exercer autour des parties malades une action révulsive énergique.

Si je me suis davantage étendu sur la pharyngite, c'est que cette maladie est tellement fréquente depuis que l'usage, on devrait dire l'abus du tabac est passé dans nos mœurs, qu'il m'a paru utile de mettre les malades en garde contre l'invasion insidieuse de cette maladie, si lente dans sa marche, si tenace dans sa durée, que l'on ne saurait recourir trop tôt aux agents qui peuvent la modifier.

Ce que j'ai dit de l'influence de l'inhalation sulfureuse sur la muqueuse bronchique et pharyngienne, des effets thérapeutiques obtenus par cette médication dans la bronchite et la pharyngite, s'applique en tout point à la muqueuse laryngienne aussi bien qu'au traitement des diverses formes de la laryngite : qu'elle soit de nature catarrhale, herpétique ou spasmodique, mêmes effets physiologiques, mêmes résultats thérapeutiques.

Cependant, dans la laryngite tuberculeuse, on ne doit employer qu'avec grand ménagement l'inhalation sulfureuse ; j'ai plus souvent vu les accidents augmenter que la position du malade s'amender. Dans la laryngite de nature syphilitique, le traitement sulfureux ne peut être considéré que comme un adjuvant du traitement spécifique ; le premier n'a d'utilité qu'autant que l'on fait intervenir en même temps la médication spécifique.

Pour terminer ce qui a rapport à mes études sur la pulvérisation, j'ajouterai que j'ai employé avec succès les douches d'eau pulvérisée dans les amygdalites chroniques, et surtout dans celles à forme pultacée, dans tous les âges, mais surtout chez les enfants. Personne n'ignore combien cette affection est sujette à récidive, et combien il est difficile d'obtenir la résolution des amygdales indurées par les moyens ordinaires ; or, la douche d'eau pulvérisée a sur ces organes une grande puissance résolutive.

J'ai voulu dans ce travail me borner à exposer les faits les plus généraux relatifs à l'emploi de l'inhalation sulfureuse et de la pulvérisation, cherchant autant que possible à en poser les indications, et d'après les résultats obtenus en faire jaillir des déductions pratiques ; je n'ai avancé que ce que j'ai vu et observé un très-grand nombre de fois.

Les faits que j'ai exposés, les conclusions auxquelles je suis arrivé, résument 565 observations prises depuis quatre ans sur des malades dont j'ai dirigé le traitement thermal, et dont voici le relevé statistique :

Phthisie au premier degré	38 cas.
— au deuxième degré	27
— au troisième degré	7
Bronchites	162
Pharyngite catarrhale	131
Pharyngite compliquée d'herpétisme	64
— coïncidant avec un état rhumatismal	28
Laryngite catarrhale	13
— compliquée d'herpétisme	9
— spasmodique	6
Asthme	55
Amygdalites diverses	25
Total	565

Dans ce total de 565 malades, tous n'ont pas fait un usage exclusif de l'inhalation ou de la pulvérisation ; mais comme je disais en commençant, il m'a été facile, à mesure que s'agrandissait le champ de mon observation, et avec la connaissance plus intime des autres modes d'emploi des eaux, de séparer de ceux-ci ce qui appartenait en propre à l'atmosphère d'eau pulvérisée.

J'aurais pu, dans le courant de ce travail, produire des observations à l'appui des résultats annoncés; mais ces observations, pour la plupart incomplètes, eussent été d'un médiocre intérêt, en ce sens que le renseignement le plus important leur eût fait défaut : à savoir, si l'amélioration constatée dans l'état du malade pendant ou après la cure avait persisté ; si la guérison, quand elle s'est produite sous nos yeux, s'était maintenue. Ce sont deux conditions nécessaires pour qu'une observation ait aux yeux du médecin praticien toute sa valeur, et, il faut le dire, nous sommes rarement en mesure de les remplir : car le plus souvent les malades nous échappent avant que nous ayons pu enregistrer le résultat final. Nous ne pouvons donc, médecins d'eaux minérales, que signaler les indications, les contre-indications, les effets immédiats et les applications les plus générales des eaux minérales; c'est à nos confrères qui exercent en dehors des stations thermales, mieux placés que nous pour connaître les résultats définitifs du traitement, à compléter, à infirmer ou à confirmer nos observations. Pour ma part, je m'en remets complétement à leur appréciation.

Conclusions. — 1° La salle de pulvérisation du grand établissement d'Enghien est aménagée dans les conditions les plus favorables pour obtenir de ce mode de traitement tous les résultats qu'on en peut attendre.

2° L'inhalation sulfureuse aussi bien que la pulvérisation, dans l'état physiologique comme dans l'état pathologique, ont une action directe sur la muqueuse des voies aériennes, soit en excitant, soit en modifiant la sécrétion.

En dehors de cette action spéciale sur la muqueuse qui lui est commune, du reste, avec les autres modes d'emploi des eaux sulfureuses, l'inhalation, par son action sédative sur la circulation centrale, peut déterminer, lorsqu'elle est trop prolongée, des céphalalgies, des syncopes, voire même des phénomènes d'intoxication.

3° En raison de cette influence sédative sur la circulation, l'inhalation sulfureuse peut être conseillée avec quelque avantage au premier degré de la tuberculisation, alors qu'il y a hémorrhagie; elle ne m'a pas paru à ce degré de la maladie apporter aucune modification dans l'intensité de la toux. A une période plus avancée, lorsqu'il y a ramollissement, l'inhalation m'a paru déterminer une stimulation trop vive du foyer, ce qui, dans certaines formes de la tuberculisation, doit contre-indiquer son emploi.

4° Dans la bronchite, la pharyngite, la laryngite de nature catarrhale, on obtient de l'atmosphère pulvérisée des effets et des résultats analogues à ceux des autres modes d'emploi des eaux sulfureuses; ils en diffèrent seulement par leur promptitude à se manifester, et quand il n'y a pas de complications diathésiques, l'inhalation sulfureuse et la pulvérisation peuvent constituer à elles seules tout le traitement.

5° A l'inverse de ce qui arrive pour la toux chez les phthisiques, la toux de la bronchite catarrhale, sèche ou spasmodique, ainsi que celle déterminée par la pharyngite ou la laryngite, se trouve profondément modifiée par l'inhalation sulfureuse; il en est de même de la toux hystérique, des accès de coqueluche et de la dyspnée chez certains asthmatiques.

6° Enfin, la douche d'eau pulvérisée aussi bien que l'inhalation sulfureuse sont appelées l'une et l'autre à rendre de très-grands services dans le traitement des diverses espèces de pharyngite et d'amygdalite chroniques.

Nota. — Par une ingénieuse combinaison, M. Sales-Girons a modifié son dernier appareil de pulvérisation, de manière à permettre aux malades d'employer à domicile des eaux sulfureuses à l'état pulvérisé. Cette modification est d'une très-grande ressource pour le traitement des maladies qui exigent l'emploi de ces eaux en dehors de la saison thermale.

Paris. — Imprimerie de E. MARTINET, rue Mignon, 2.

www.ingramcontent.com/pod-product-compliance
Lightning Source LLC
Chambersburg PA
CBHW071202240526
45470CB00017B/1236